AF299519

DE L'ÉTIOLOGIE

DE

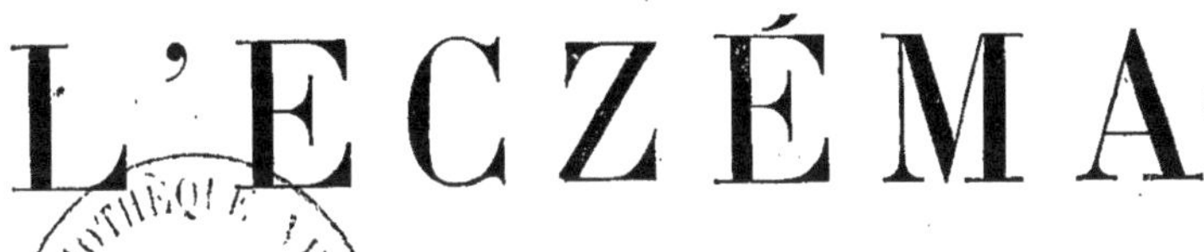

L'ECZÉMA

PAR

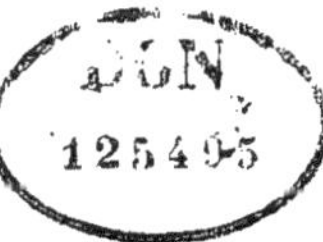

Le Docteur Marcel CRAPONNE

MÉDECIN CONSULTANT AU FAYET-SAINT-GERVAIS

<hr>

PARIS

A. MALOINE, ÉDITEUR

25-27, RUE DE L'ÉCOLE-DE-MÉDECINE, 25-27

1909

DE L'ÉTIOLOGIE DE L'ECZÉMA

Depuis de nombreuses années, la question de la conception générale de l'eczéma, de son étiologie, en particulier, a suscité des quantités de discussions. S'il est vrai, que du choc jaillit en général la lumière, il n'en est vraiment pas ainsi, pour cette affection cutanée, sur la définition de laquelle les auteurs sont à peine d'accord, à l'heure actuelle.

La clarté ne règne donc pas dans le monde des eczémas. A quoi cela tient-il?

Cela tient : 1° à ce que le cadre clinique des dermatoses auxquelles on applique le mot « eczéma » n'est pas nettement délimité;

2° A ce que son étiologie n'est pas établie, ou à ce qu'elle est tellement étendue, qu'elle perd, de ce fait, toute son importance.

Pour qu'une maladie soit bien définie, il faut qu'elle ait des caractères qui lui appartiennent en propre et qui soient en nombre suffisant pour l'isoler nettement des autres. Ces caractères peuvent être demandés, à l'étiologie, d'où découle la pathogénie, avant tout, à l'anatomie pathologique, enfin à la clinique (aspect objectif, évolution). Or, si nous examinons tous les travaux parus jusqu'à ce jour sur l'eczéma, nous constatons que sur les deux premières questions et sur la moitié de la troisième, les opinions des auteurs divergent. Seul, l'aspect objectif, semble rallier tout le monde. Donc, un seul critérium : le critérium clinique (rougeur de la peau et vésicule, signe pathognomonique pour M. Brocq).

De tous les piliers qui servent, en général, à soutenir un édifice pathologique, un seul ici paraît exister. On nous avouera que c'est insuffisant pour une dermatose classée, comme l'eczéma.

L'anatomie pathologique est vague ; hyperémie œdémateuse de la peau, cavités vésiculeuses dans le corps de Malpighi, etc.

L'évolution par poussées, ne peut pas être prise en sérieuse considération. D'ailleurs, elle est loin d'être constante (Voir les réflexions à ce sujet de M. Brocq [1]).

Quant à l'étiologie, on ne peut pas soutenir qu'elle existe. Elle est essentiellement variable, suivant les dermatologistes.

Elle a donné lieu à une foule de recherches et de travaux très intéressants, dans tous les pays. Mais comme nous l'avons déjà dit, l'accord n'est pas fait sur la cause réelle de l'eczéma.

Quel est donc l'état actuel de la question et quelles sont les conclusions auxquelles on peut arriver ? C'est ce que nous allons essayer d'exposer.

Les théories qui cherchent à expliquer l'eczéma sont au nombre de trois :

1° Les théories externes { *a*) par les microbes. { *b*) par les agents irritants.

2° Les théories éclectiques ;

3° Les théories internes.

Les théories externes : *a*) Par les microbes.

La théorie microbienne est la plus séduisante de toutes. A elle seule elle résout la difficulté de la complexité des eczémas ; car en affirmant un agent microbien spécifique, elle crée un type morbide bien net. Unna fut autrefois son défenseur. Dans les lésions cutanées, il a trouvé 23 espèces de micrococques, dont les plus importants sont les types de Neufang et de Traubel-Paas. Il a même affirmé la spécificité de l'un d'eux : le morocoque.

Inoculé au chien et à l'homme, il reproduisait les lésions eczémateuses caractéristiques. Pour Unna, l'eczéma est une maladie bien définie, avec son microbe pathogène, tout comme la lèpre, par exemple.

Depuis ces premières recherches, le célèbre dermatologiste est revenu, il faut le reconnaître, sur la spécificité du morocoque. Il n'y aurait plus un seul agent de cette espèce en cause, mais plusieurs micro-organismes, à peu près semblables, capables de devenir eczématogènes dans certaines conditions.

1. Voir *Traité de Dermatologie pratique*, page 89.

En 1899, quelques dermatologistes furent favorables aux conclusions du célèbre médecin de Hambourg. En France, M. Leredde les adopte, sans toutefois admettre le rôle d'un microbe unique, *primum movens*. Plusieurs micro-organismes sont en jeu, mais pour exercer leur action pathogène, demandent des conditions spéciales de réceptivité, une prédisposition favorable du sujet. Des auteurs anglais, Galoway et Whitfield, décrivent plusieurs cocci, sans caractères spéciaux.

Nous en sommes aux microbes banaux, vulgaires. M. Sabouraud, contestant vivement les affirmations de M. Unna sur le ou les morocoques, admet que les lésions eczémateuses représentent des lésions microbiennes. Les microbes trouvés sont très nombreux : ce sont, d'abord, le staphylocoque, puis le streptocoque, le bacillus subtilis, le sarcina lutea, le morocoque d'Unna, etc., agents banaux, sans contredit, mais dont la présence constante dans les produits pathologiques de l'eczéma, permet d'affirmer sa nature microbienne. On ne peut donc nier qu'ils jouent un rôle certain dans sa genèse.

D'ailleurs, de nombreux arguments sont avancés pour étayer la théorie parasitaire :

1° Toute fissure cutanée, toute ouverture de la peau, peut être le point de départ d'un eczéma (Leredde).

2° L'auto-inoculabilité, sous forme d'eczéma aigu ou chronique (Leredde).

3° La transmissibilité de l'eczéma (contagiosité).

4° L'allure des lésions. Certains eczémas forment des placards, à évolution centrifuge, avec centre décoloré et bordures nettes, tout comme certaines dermatoses parasitaires, (ecthyma, maladie des tricophytons).

5° L'action parasiticide de certains médicaments (mercure, soufre, nitrate d'argent).

Voici un édifice solide de preuves. Malheureusement nombreuses sont les critiques.

D'abord, en premier lieu, le microbe spécifique n'a pas été trouvé. Le morocoque de Unna a vécu.

Les micro-organismes nombreux et variés trouvés dans les lésions cutanées de l'eczéma, sont bien des microbes banaux, mais dont l'action pathogène s'est surajoutée. Ce sont des agents d'infection secondaire pullulant dans la vésicule ouverte (in *Traité de Brocq*, page 82).

M. Kreibich [1], en 1900, dans des expériences faites au laboratoire du professeur Kaposi, à Vienne, n'a jamais pu reproduire les lésions eczémateuses par l'inoculation. Il arrive à cette conclusion que « la théorie suivant laquelle l'eczéma aigu serait une maladie parasitaire est fausse ».

Un peu plus tard, MM. Brocq et Veillon [2], après de nombreuses recherches bactériologiques, sont conduits à affirmer que « la vésicule eczémateuse fermée est amicrobienne ». La vésicule ouverte est envahie par des microbes d'infection secondaire. M. Morgan-Dockrell, de Londres, partage d'une façon absolue ces opinions.

A l'heure actuelle, on n'a toujours pas trouvé de microbe dans la lésion primitive de l'eczéma, et le principal soutien de la théorie parasitaire est fortement ébranlé.

D'un autre côté, il semble difficile de prétendre que les affections eczémateuses aient les caractères des affections microbiennes. La conception des prédispositions morbides de la peau ou de l'organisme, peut expliquer les faits d'auto-inoculabilité et le développement de l'eczéma autour des fissures cutanées. Quant aux cas de contagion, nous en avons cherché des observations et nous n'en avons trouvé qu'une : celle que résume M. Torok dans les *Annales de Dermatologie* de 1900. Il s'agit de la transmission d'un eczéma d'une mère à son bébé.

Rien ne permet de soutenir la contagiosité de pareille affection. Les recherches faites jusqu'à maintenant conduisent plutôt à la nier.

Pour ce qui est de l'action parasiticide de certains médicaments (mercure, soufre, nitrate d'argent, etc.), il est probable que ces remèdes s'opposent surtout à la pullulation microbienne secondaire.

D'ailleurs, la véritable médication anti-eczémateuse n'est pas une médication microbicide, mais plutôt émolliente et anti-prurigineuse (pâtes à l'ichthyol, à l'oxyde de zinc, etc.).

1. Voir *Annales de Dermatologie*, 1900.
2. Voir *Annales de Dermatologie*, 1900.

Après toutes ces critiques, il semble qu'il ne reste pas grand'chose de la théorie microbienne. Malgré sa séduction et sa prétention d'expliquer bien des choses obscures dans l'eczéma, il lui est difficile de résister aux nombreuses objections qu'on lui a faites et qui la démolissent surtout par la base.

b) Par les agents irritants. — Laissant de côté les bactéries, un certain nombre d'auteurs pensent que les irritations les plus variées et les plus banales de la peau peuvent donner naissance à l'eczéma. M. Arthur Hall [1] met en avant les agents physiques (le froid) chez les enfants en bas âge. Les dermatologistes allemands font jouer un grand rôle aux irritants chimiques, aux substances médicamenteuses, invoquant les nombreux eczémas professionnels. Enfin en France on admet volontiers que des traumatismes légers de la peau, peuvent être rendus responsables de l'affection. Suivant Besnier, Jacquet et Brocq (1900) on peut produire différentes séries de lésions eczémateuses par du grattage, au niveau des régions qui donnent du prurit. On a vu également des cas consécutifs à de la phtiriase, à de la gale (Darier).

Il est certain que toutes ces causes (irritations de toute sorte ont une réelle importance. Mais on peut mettre en doute leur rôle unique ou prépondérant. Ce sont souvent des causes occasionnelles. D'abord, leur présence est en somme, assez rare. Combien y a-t-il d'eczémas où aucune irritation externe a été constatée !

De plus, beaucoup d'eczémas professionnels ne sont pas sûrement de vrais eczémas, mais plutôt des dermites spéciales (Brocq. *Annales de Dermatologie*, 1900). Chez les blanchisseuses, l'eau froide ne peut être, seule, mise en cause, puisque la plupart sont des alcooliques ou des caféiniques. L'eczéma professionnel, a écrit M. Jeanselme [2], ne se montre que chez les sujets qui présentent un vice de nutrition.

Les théories éclectiques. — Elles sont en faveur à Vienne. Leurs brillants défenseurs, Neisser, d'abord, puis Hébra et Kaposi, ne cherchent pas très loin les causes de l'eczéma.

1. Voir Congrès de Dermatologie, New-York, 1907.
2. Voir Jeanselme. *Revue générale de clinique et de thérapeutique.* Paris 1905, 141-343.

Ils s'en tiennent à l'observation rigoureuse des faits, des circonstances dans lesquelles l'affection cutanée apparaît. Hostiles à la théorie parasitaire, ils admettent que l'action des irritants sur la peau peut amener des dermites eczémateuses. Ils ne nient pas, d'ailleurs, qu'on rencontre souvent ces dernières à la suite de troubles diathésiques. Ce sont « des positivistes, des éclectiques » comme les a fort bien dénommés M. Brocq [1].

Leurs adeptes sont tous les élèves de l'école de Vienne, quelques auteurs allemands et anglais (Crocker, Jameson, etc.).

M. Brocq se rangerait volontiers de leur côté, faisant acte de prudence, et prenant ainsi position intermédiaire, entre les théories externe et interne. Néanmoins, il fait entrer en jeu un facteur important, l'idiosyncrasie du sujet ou la prédisposition, la manière de réagir spéciale à l'individu. D'où sa conception des réactions.

« L'eczéma, dit-il, est un mode spécial de réaction de la peau, pouvant se produire sous l'influence des causes internes ou externes les plus diverses, et ce mode de réaction dépend de l'idiosyncrasie du sujet. »

Nous voici déjà en face de la prédisposition qui doit nous mener à la théorie interne. M. Besnier avance que l'eczéma est le résultat d'un état pathologique anormal du milieu intérieur et d'une condition vitale, trophique, anormale de la peau, qui affaiblit son taux de défense.

Le plus grand reproche que l'on puisse adresser aux dermatologistes de Vienne, c'est de ne pas chercher à résoudre le problème de la cause première de l'eczéma. Les causes décrites sont des causes secondaires : elles ne satisfont pas l'esprit qui veut chercher plus loin et avoir une explication pathogénique. Quant à la conception des réactions, elle est un acheminement certain vers la théorie interne.

« Ces réactions cutanées semblent bien être purement d'origine interne [2] », au même titre que certaines éruptions médicamenteuses et elles ne dépendent quant à leur appari-

---

1. Voir discussion de toutes les théories de l'eczéma dans les *Annales de Dermatologie*, par M. Brocq, 1900.

2. Voir Brocq, *Traité de Dermatologie*, page 24.

tion... que de l'idiosyncrasie du sujet et des forces morbides pathogènes, intoxications, auto-intoxications, etc. »

Il résulte de ceci, disons-le en passant, que l'eczéma ne saurait plus être considéré comme une maladie bien définie, une entité morbide, mais comme un syndrome, amené par une quantité de causes[1]. Nous reviendrons plus loin sur cette question.

Les théories internes. — Les défenseurs de ces théories avancent que l'eczéma est toujours sous la dépendance d'une perturbation générale des fonctions nutritives, héréditaire ou acquise. Nous voici en face de la diathèse, responsable du mal.

Quel que soit le nom qu'on lui donne (herpétisme, arthritisme de Bazin, ralentissement de la nutrition de Bouchard, etc.), elle est caractérisée avant tout par une oxydation insuffisante des matériaux de la nutrition. Les produits toxiques répandus dans les économies vont troubler le fonctionnement des organes. Quels sont les liens qui permettent de rattacher l'eczéma à la diathèse ?

1° L'eczéma est très souvent produit par des troubles digestifs. Ceci est un fait pathologique reconnu par quantité de cliniciens et particulièrement par les médecins d'enfants (voir Comby[2], Marfan[3], etc., en France ; Shoemaker[4], en Amérique ; Schweninger en Allemagne). Il est donc impossible de nier cette corrélation étroite. D'ailleurs le traitement de l'estomac est surtont indispensable pour amener la guérison de l'inflammation cutanée.

M. Marchoux[5], considère l'eczéma chez l'adulte comme une dermopathie, due à des fermentations microbiennes dans l'estomac, et sa guérison tient avant tout à l'amélioration des digestions (par l'acide chlorhydrique).

2° Il se rencontre souvent chez des sujets ayant présenté antérieurement de nombreuses manifestations de la diathèse (migraines, accidents goutteux, gravelle, asthme, etc.). Il

---

1. Voir Brocq. *Traité de Dermatologie*, page 25.
2. 3. *Traité des maladies d'enfants.*
4. American med. association, 1887.
5. Marchoux. Société médicale des Hôp. de Paris, 1905, 544-547.

alterne même avec elles, apparaissant quand elles disparaissent.

« Dans certaines familles, a dit M. Thibierge [1], l'eczéma s'associe presque toujours à la goutte... en un mot à toutes les manifestations de l'arthritisme, dont l'eczéma est tantôt le compagnon, tantôt l'équivalent morbide [2]. »

3° Les troubles du système nerveux ont de l'influence sur l'eczéma, qui apparaît parfois chez les neuro-arthritiques. On a même édifié une théorie nerveuse [3].

4° Le traitement général est très efficace. « Le traitement général donne d'excellents résultats dans l'eczéma » (Duncan Bultley [4]). L'amélioration des troubles digestifs (voir plus haut), ainsi que la vie dans un climat (climat de montagne), influençant favorablement la nutrition [5], ont souvent autant d'importance que les soins locaux.

Tous ces arguments ont une valeur réelle. On leur a objecté, il est vrai, que tous ces troubles nutritifs dont il est question, ne devaient entrer en ligne de compte que parce qu'ils créaient chez le sujet atteint, un terrain spécial, une réceptivité morbide dont profiteraient les agents irritants et les microbes pour exercer leur action pathogène. Mais ces agents sont loin d'être constants, et les microbes spécifiques n'ont pas été trouvés !

3° L'eczéma est presque toujours accompagné d'un état chimique des urines propre à l'arthritisme.

L'idée de rechercher les caractères des urines dans cette affection de la peau, date de quelques années. Elle s'imposait à ceux qui lui attribuaient une origine diathésique. L'étude du liquide de filtration rénale donne des renseignements précieux sur l'état de nutrition, par la recherche des produits d'élimination, normaux ou anormaux.

En 1902 [6] MM. Brocq et Ayrignac firent des analyses dans

---

1. Thibierge. *Thérapeutique des maladies de la peau.*

2. Voir également *Traité* de MM. Hallopeau et Leredde.

3. Voir travail de M. Mac Leod. *Practitionner*, Londres, 1906.

4. Voir Duncan Bultley, in *Annales de Dermatologie*, 1900,

5. Voir les travaux de M. Bouchard sur le ralentissement de la nutrition et le *Traité de l'Arthritisme* de M. de Grandmaison.

6. *Annales de Dermatologie*, 1904.

plus de 2.000 cas d'eczéma papulo-vésiculeux, de lichen plan, de psoriasis, de prurigo simplex, de seborrhéides, etc.

Ils conclurent de leur étude que dans ces dermatoses :

1° Les troubles de la nutrition étaient constants.

2° Le chimisme urinaire est infiniment plus vicié chez dix malades atteints de ces dermatoses que chez dix autres quelconques.

3° Le trouble le plus fréquent est l'insuffisance de la dépuration urinaire.

4° Le type chimique s'améliore en même temps que l'affection cutanée.

« Mais il a été impossible d'attribuer à une de ces dermatoses une formule chimique spéciale. »

On peut néanmoins déduire de ces conclusions que ces affections ont des caractères urinaires communs et que ces derniers sont un peu ceux de l'arthritisme.

En 1905, M. François Dainville [1], dans une thèse inspirée par M. le professeur Gaucher, étudie les urines de plus de quarante eczémateux (eczéma aigu) ne présentant aucun trouble viscéral. Il recherche tous les éléments de l'urine, sans s'attacher particulièrement à leur quantité absolue. Il note les quantités relatives de ces éléments entre eux, leurs proportions respectives et compare ces rapports avec ceux qu'on trouve normalement. Nous allons les indiquer rapidement.

1° Le rapport azoturique ou rapport entre l'azote de l'urée et l'azote total. L'azote de l'urée est le témoin de la combustion parfaite, puisque l'urée est un produit d'oxydation complète. L'azote total représente la combustion imparfaite. Or le rapport de ces deux quantités donne le rapport d'oxydation et celui-ci sera d'autant plus élevé que l'oxydation sera elle-même plus parfaite. Or ce rapport est constamment abaissé, dans les observations de M. F. Dainville.

2° Le rapport de l'urée au résidu total. Il vous renseigne sur le taux d'urée excrétée et on a ainsi un élément d'appréciation des combustions de l'organisme. Ce rapport a toujours été au-dessous de la normale.

---

1. François Dainville, *Des troubles de la nutrition et de l'élimination urinaire dans les dermatoses diathésiques*, 1905, Paris.

3° Le rapport du résidu minéral au résidu total (coefficient de déminéralisation). Il prouve la déminéralisation de l'organisme par la constatation d'un excès des éléments minéraux (chlorures) dans l'urine. Il est supérieur à la normale.

MM. Gaucher et Desmoulières avaient déjà attiré l'attention sur cet excès de chlorures chez les eczémateux. Ces sels servent à l'élimination des déchets toxiques azotés et leur abondance est plutôt un bon signe.

4° Les rapports de l'acide urique à l'urée et à l'azote total. Dans l'eczéma, il y a toujours excès relatif d'acide urique.

5° Les rapports de l'acide phosphorique à l'azote total et à l'urée sont toujours au-dessous de la normale.

6° Le rapport des chlorures à l'azote total est très élevé.

Enfin, on trouve dans les urines des eczémateux des produits anormaux (indican, urobiline). Leur volume est diminué et leur toxicité peu élevée [1].

M. François Dainville conclut de toutes ces constatations, que dans le cours des dermatoses diathésiques étudiées (eczéma et psoriasis) :

1° « La nutrition est ralentie et viciée » ;

2° « L'insuffisance rénale » est notoire.

Nous-même, à Saint-Gervais, avons étudié soigneusement le chimisme urinaire de plusieurs malades. Chez quatre, les résultats ont absolument confirmé ceux de M. François Dainville. Nous avons toujours trouvé :

1° Diminution des rapports d'oxydation et des quantités d'urée excrétée ;

2° Augmentation des chlorures ;

3° Augmentation de l'acide urique ;

4° La présence d'éléments anormaux (indican).

La toxicité urinaire n'a pu être recherchée.

Voici d'ailleurs le tableau des rapports d'échanges nutritifs, tel qu'il a été dressé par M. Desolmes, chimiste établi à Saint-Gervais, qui a lui-même fait les analyses :

---

1. En 1899 M. Colombini (in *Presse médicale*) trouve également une hypotoxicité urinaire. Il en conclut que la peau élimine des substances toxiques qui ordinairement filtrent par le rein.

	Normale	1er malade Eczéma normal	2e malade Eczéma chronique	3r malade Eczéma aigu	4e malade Eczéma subaigu
Du résidu minéral au résidu total . . . . . (*Coefficient de déminéralisation*).	30 à 32 %	35,8 %	35 %	42 %	
Des chlorures au résidu total . . . . . . (*Coefficient de déminéralisation plastique*).	15 à 19 %	15 %	20,6 %	26,8 %	25 %
Du résidu minéral (*sans chlorures*) au résidu total.	12 à 15 %	20 %		15,8 %	
De l'urée au résidu total (*Coefficient des oxydations alimentaires*).	48 à 50 %	43 %		39,6 %	38 %
De l'acide urique à l'urée.	2 %	3,78 %		2,71 %	2,90 %
De l'acide phosphorique à l'azote total.	18 %	20,7 %	13 %		
Du résidu minéral à l'azote total . . . . (*Coefficient de mobilisation azotée*).	125 à 131 %	143 %			
De l'azote de l'urée à l'azote total . . . . (*Rapport azoturique*).	85 %	81,4 %		82 %	
De l'azote de l'acide urique à l'azote total. . . .	1,22 %	2,19 %			
De l'azote des extractifs à l'azote total. . . . . (*Coefficient de toxicité urinaire*).	12 %	16,3 %			
De l'acidité au résidu total. (*Coefficient d'acidité. Combe*).	4 %	5,22 %	6,39 %	6,41 %	
Indican	0	Traces	Traces	Traces	
Urobiline.	0				
Volume	1400 cc.			1300 cc.	1300 cc.

Il y a donc, au cours de l'eczéma, un état chimique spécial
des urines, qui est précisément celui de l'arthritisme [1]. Il

---

1. Pour les caractères des urines dans l'arthritisme voir : 1° Travaux de Gautrelet. Uroséméiologie des états diathésiques. *Rev. des mal. de la nutrition*, 1904; 2° *Traité de l'Arthritisme*, de Grandmaison, page 105.

coïncide avec les poussées et redevient normal avec leur disparition.

Que conclure de tout ceci? C'est que l'eczéma est une dermatose arthritique, peut-être tout comme le psoriasis, l'urticaire, etc. M. le professeur Gaucher l'a affirmé plusieurs fois : « L'eczéma est une affection arthritique [1]. » L'eczéma est une sorte de toxidermie par auto-intoxication, par les matières (de la nutrition) incomplètement oxydées » [2]. Il résulte de l'élimination par la peau des principes de la nutrition viciée (acide urique, leucine, tyrosine, créatine, etc). Cette explication pathogénique peut être admise. Ou bien, on peut supposer que les produits toxiques agissent sur les centres vaso-moteurs de la peau ou sur son appareil neurotrophique [3]. Nous ne connaissons malheureusement pas assez la physiologie de la peau, et son rôle exact comme émonctoire de l'économie !

En tous cas, il nous semble que la théorie qui veut que l'eczéma soit avant tout sous la dépendance d'un état interne est la plus logique. Nous nous y rangeons, d'autant plus volontiers qu'elle semble rallier presque tous les suffrages de l'école française (Bazin, Widal, Gaucher, Thibierge, etc.). Nous ne pouvons continuer à admettre que l'eczéma soit une maladie bien définie, et cela parce qu'elle a une étiologie commune avec beaucoup d'autres dermatoses, et qu'elle ne s'appartient pas en propre. Nous en ferons volontiers un syndrome [4], ou une manifestation.

Disons, en terminant, que le traitement interne doit avoir ici, une grande importance, non pas tant pour améliorer et guérir les lésions reconnues (et cela parallèlement au traitement externe), que pour en prévenir le retour.

Dr M. CRAPONNE,
Médecin consultant au Fayet-St-Gervais.

1. Professseur Gaucher et Hillaire. *Traité des maladies de la peau*, 1885.
2. Professeur Gaucher et Hillaire. Congrès de dermatologie, 1904.
3. Mac Leod. *Practitionner*, Londres, page 107.
4. Voir Brocq, *Traité de Dermatologie*, p. 24, et Mac Leod, *Practitionner*, Londres, 1906.

A. MALOINE, éditeur, 25-27, rue de l'École-de-Médecine, Paris.

9 782019 243753